AF320623

DE LA NOVOCAÏNE

(ÉTUDE EXPÉRIMENTALE ET CLINIQUE)

PAR

Le Dr Paul REYNIER,

Chirurgien de Lariboisière
Membre de l'Académie de Médecine

DE LA NOVOCAÏNE

(ÉTUDE EXPÉRIMENTALE ET CLINIQUE)

Par le Dr Paul REYNIER,

Chirurgien de Lariboisière, Membre de l'Académie de Médecine.

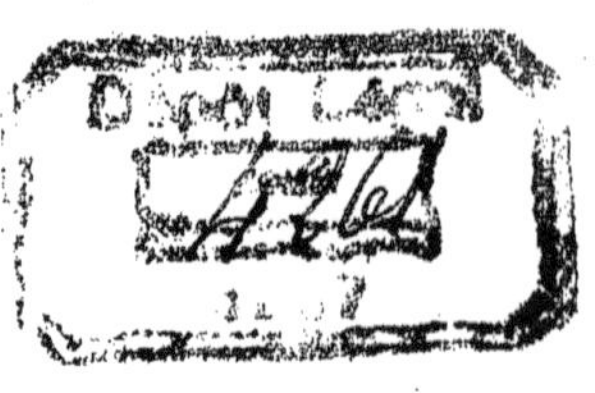

Depuis que Köler, en 1884, mettant à profit les recherches déjà anciennes de Niemann (1859) sur les propriétés anesthésiques de la cocaïne, nous eut appris à nous servir de cet anesthésique pour obtenir l'anesthésie locale, la pratique de celle-ci, grâce aux travaux de Braun, de Schleich, en Allemagne, et de Paul Reclus, en France, s'est rapidement généralisée, et il n'est pas un médecin qui n'y ait eu à un certain moment recours et qui n'en fasse bénéficier ses malades.

Il est en effet indéniable que, pour toute petite opération de peu de durée, il est préférable d'avoir recours à ce mode d'anesthésie, qui ne laisse aucun malaise, qui permet au malade de se nourrir de suite, plutôt qu'à l'anesthésie chloroformique, si minimes que soient à l'heure actuelle, grâce aux appareils dosimétriques, les dangers de celle-ci.

Mais l'emploi de ces anesthésiques locaux s'est encore étendu, lorsqu'on découvrit que, mis en contact avec la moelle, injectés dans le canal rachidien, ils pouvaient anesthésier près de la moitié du corps. Si peu portés que nous sommes pour la rachi-anesthésie, nous sommes toutefois obligés de reconnaître que beaucoup de nos collègues ne partagent pas notre manière de voir, et dans certains cas elle peut peut-être rendre service.

Mais la cocaïne, après avoir eu le succès considérable du début, bientôt fut critiquée. Elle se stérilisait difficilement et offrait une toxicité incontestable, qu'il fallut bien reconnaître, malgré les dénégations de ses défenseurs, je dirais presque de ses apôtres.

Aussi, afin de parer à tous ces inconvénients, se mit-on à l'œuvre pour trouver des succédanés à cet anesthésique.

C'est ainsi que bientôt les chimistes nous faisaient connaître l'eucaïne, qui se stérilise bien, mais qui est un peu moins anesthésique que la cocaïne et qui a l'inconvénient d'être trop vasodilatatrice, l'anesthésine, la nirvanine, sur laquelle j'ai fait dans ce journal un travail, mais qui n'eut pas le succès qu'elle aurait cependant mérité. Enfin nous vîmes prôner la tropocaïne, l'alypine; puis l'abondance de ces découvertes nuisit à ce qu'on découvrit, et au milieu de tous ces anesthésiques, un seul émergea, la stovaïne, grâce surtout au talent de parole de celui qui en devint l'avocat, mon ami le professeur Reclus.

Mais le succès de la stovaïne ne devait pas être de longue durée.

Un peu moins toxique que la cocaïne, la toxicité est encore cependant assez forte, puisque sur un lapin nous avons pu faire voir que 10 centigrammes par kilogramme d'animal occasionnait des symptômes d'empoisonnement grave, convulsions, paralysie des membres pendant une à deux heures. La cocaïne produit les mêmes accidents à la dose de 5 centigrammes par kilogramme. Donc la stovaïne a une toxicité encore trop voisine de la cocaïne.

D'ailleurs les accidents sur l'homme ont été signalés, et dans l'anesthésie médullaire, la stovaïne, employée de préférence à la cocaïne à cause de sa stérilisation plus facile, a donné lieu à des accidents nombreux, graves et mortels immédiats, à des paralysies tardives consécutives, qui ont été dernièrement signalées dans un mémoire documenté (Le Filliatre, Société du IXe arrond., séance du 14 mars 1907).

De plus, la stovaïne en injections sous-cutanées a l'inconvénient d'être très vasodilatatrice et de donner lieu à des hémorragies en nappe ennuyeuses ; enfin cette solution acide peut être caustique, et on a signalé des gangrènes consécutives à l'injection de solutions un peu trop fortes (Sinclair), de sorte que nous voyons Braun conclure que, devant tous les méfaits de la stovaïne, il est persuadé que Reclus, qui la défend, reviendra de son emploi, s'il ne l'a pas déjà abandonnée.

Même opinion formulée par Heinecke et Lœven (*Deut. Zeits. f. Chir.*, B[d] LXXX, 1905) qui considèrent que la stovaïne n'est pas supportée sans réaction par les tissus, auxquels elle porte préjudice d'une façon très prononcée, réaction qui peut aller jusqu'à la gangrène si l'injection est de 10 p. 100.

Aussi voyons-nous en Allemagne un mouvement, justifié par les faits, nettement se dessiner contre la stovaïne.

Le moment était donc venu de chercher s'il n'était pas possible de trouver un nouvel anesthésique n'offrant pas les dangers ou les inconvénients, qui, successivement, ont fait abandonner les premiers, la cocaïne seule, malgré sa toxicité, sa difficulté de se stériliser, mais à cause de sa puissance évidemment supérieure à tous les produits anesthésiques qu'on a voulu lui opposer, continuant à être employée par la grande majorité des confrères dans la pratique usuelle.

Or, quelles sont les qualités qu'on est en droit d'exiger d'un anesthésique local, qualités que l'expérience de ce genre d'anesthésie nous a fait connaître ?

Nous les trouvons parfaitement précisées par le Dr Braun dans un intéressant travail paru dans *Deutsche med. Wochenschrift*, n° 42, 1905.

Un bon anesthésique local doit, d'après cet auteur, dont nous appuyons de toutes nos forces la manière de voir :

1° *Être, relativement à son pouvoir anesthésique, moins toxique que la cocaïne.*

Mais une réflexion s'impose. Il faut considérer la toxicité absolue et la toxicité relative.

Or, il est certain que si la toxicité absolue de la cocaïne est forte, son pouvoir anesthésique est également fort.

Donc si on propose pour remplacer la cocaïne un corps dont la toxicité absolue est moindre, mais dont le pouvoir anesthésique est moindre aussi, il en résulte que la toxicité relative de ce corps étant égale à son pouvoir anesthésique qui est moindre que celui de la cocaïne, ce corps devient aussi dangereux que la cocaïne, tout en étant inférieur à elle comme puissance anesthésique. C'est ainsi que nous voyons la stovaïne avoir une toxicité un peu moindre que la cocaïne, puisqu'elle est de 10 centigrammes par kilogramme, quand la cocaïne a une toxicité de 5 centigrammes par kilogramme d'animal, mais avoir une puissance anesthésique moitié moindre; et comme on est obligé de doubler les doses pour avoir le même effet, la stovaïne devient ainsi aussi toxique que la cocaïne.

2° Le corps ne doit pas être irritant, il ne doit provoquer ni lésion des tissus, ni hyperémie, et doit se résorber avec la plus grande facilité. Les substances trop acides ou trop alcalines lèsent les tissus.

C'est ainsi que l'anesthésine, la stovaïne lésant les tissus, ne répondent pas à ce que nous demandons.

3° La substance doit être facilement soluble, les solutions stables et facilement stérilisables.

Sous ce rapport précisément, la cocaïne laisse beaucoup à désirer. La cocaïne se stérilise difficilement et ne peut se stériliser que par la tyndalisation, ce qui ne nous offre pas la sécurité que donne la stérilisation par température élevée, surtout pour des solutions qu'on veut conserver.

De plus, la cocaïne, même en ampoules, s'altère et ne peut être longtemps conservée.

3° La substance doit se combiner avec la suprarénine, ou adrénaline sans altérer son pouvoir vaso-constricteur.

L'adjonction, en effet, de la suprarénine ou adrénaline par son pouvoir vaso-constricteur facilite l'opération et empêche l'absorption, trop rapide, de l'anesthésique. L'adjonction de cette substance à l'anesthésique local a donc été un énorme progrès, comme le faisait remarquer M. Klein dans une « Revue de Thérapeutique » étrangère très intéressante à laquelle nous empruntons beaucoup pour cette étude, revue qui a paru dans la *Revue de Thérapeutique de 1905*.

Or, dans ces derniers temps, on a lancé en Allemagne un nouvel anesthésique découvert par Einhorn, à qui nous devons déjà tant de produits précieux pour la thérapeutique, fabriqué par les Farbwerke Meister Lucius et Brüning à Hœchst, portant le nom de Novocaïne.

Depuis deux ans qu'il est connu, il a été utilisé par de nombreux expérimentateurs en Allemagne, en Belgique. Tous le vantent et proclament sa supériorité; et cependant, en France, il est encore peu connu; et les premiers essais, qui ont été faits, ont donné lieu à des opinions très contradictoires; les uns, avec MM. Blondel, Bardet, se louant de son action, les autres, tels que MM. Scrini et Chevalier, à la Société de Thérapeutique, 1906, en paraissant beaucoup moins enthousiastes.

C'est ce qui m'a engagé à personnellement expérimenter le produit nouveau, et c'est le résultat de cette expérience physiologique et chimique que je donne ici.

La novocaïne est le monochlorhydrate de l'acide para-amino-benzoyl-diéthylaminoethanol.

Sa formule est la suivante :

$$C^2H^4 \left\{ \begin{array}{l} AzH^2 \\ CO\,OC^2H^4 \end{array} \right. - A \left\{ \begin{array}{l} C^2H^5 \\ C^2H^5 \end{array} \right.$$

Il se cristallise dans l'alcool sous forme de fines aiguilles se fondant à 156°.

Il se dissout dans son poids d'eau et donne, chose importante que nous devons mettre en valeur, une *solution neutre*.

Il est encore soluble dans 30 parties d'alcool. Enfin ses solutions *peuvent supporter l'ébullition sans se décomposer*. Elles sont aussi stérilisables à l'autoclave.

Et ces solutions stérilisées se conservent facilement dans des flacons stérilisés et bien bouchés. Cet anesthésique serait enfin très peu toxique, dépassant par son peu de toxicité tous les anesthésiques locaux connus.

La novocaïne n'aurait pas non plus d'inconvénients locaux, et d'après Biberfeld, qui a étudié la pharmacologie de ce nouvel anesthésique, elle pourrait être injectée à doses très concentrées sans provoquer d'irritation.

L'énoncé de toutes ces propositions est, comme on le voit, très encourageant, et donne de suite l'idée d'expérimenter sa puissance anesthésique et voir si, par là, la novocaïne ne pèche pas.

Toxicité de la Novocaïne.

Nous avons d'abord voulu nous rendre compte de sa toxicité.

Employant des solutions à 10 p. 100, nous avons, pesant toujours nos lapins avec soin, injecté des doses variables et progressivement croissantes à une série de lapins dans le laboratoire de M. le professeur Dastre.

Exp. I. — A un premier lapin pesant 2 kg. 175, nous injectons 20 centigrammes de novocaïne par kilogramme, soit 43 centigr. 1/2.

Au bout d'une heure, ce lapin n'avait rien manifesté.

Exp. II. — A un lapin pesant 1 kg. 840, nous injectons 25 centigrammes de novocaïne par kilogramme.

Aucun trouble ne se produit.

Exp. III. — A un lapin pesant 1 kg. 820, nous injectons 30 centigrammes de novocaïne par kilogramme.

Aucun trouble ne se produit.

Exp. IV. — Nous injectons, à un lapin pesant 1 kg. 720, 40 centigrammes par kilogramme sous la peau du dos.

L'injection est faite à 2 h. 30. A 3 heures moins 5, l'animal devient inquiet; puis le train de derrière devient raide, l'animal est pris de convulsions et tombe, les quatre membres raides dans l'extension, paralysés. La respiration est surtout diaphragmatique.

L'animal reste couché ainsi sur le côté, ne pouvant se relever jusqu'à 3 h. 1/2. Il se met alors debout; à 4 heures tout était fini.

Exp. V. — Or, nous avions en même temps injecté un lapin avec une solution de stovaïne; le lapin pesait 2 kg. 20. Nous avions injecté 26 centigrammes de stovaïne, soit 12 centigrammes de stovaïne par kilogramme.

L'injection avait été faite à 2 h. 15. A 2 h. 25 l'animal tombait sur le côté, pris de convulsions violentes, se répétant au moindre attouchement, en opisthotonos, les quatre pattes raides, la respiration accélérée, presque exclusivement diaphragmatique.

Tandis que le lapin à la novocaïne avait eu à peine quelques convulsions, chez celui-là les convulsions se présentèrent à la moindre excitation.

A 3 h. 5, mouvement de déglutition, exophtalmie des yeux, clignements répétés de la paupière.

A 4 heures, l'animal est toujours paralysé, raide, en opisthotonos, les convulsions ont cessé. Ce n'est qu'à 6 heures qu'il commence à se relever.

Exp. VI. —.A un lapin pesant 2 kg. 150, nous injectons 75 centigrammes par kilogramme d'animal de novocaïne additionnée de quelques gouttes d'adrénaline.

Au bout de 5 minutes, l'animal est pris de tremblements, puis tombe sur le côté avec des convulsions en opisthotonos, en se débattant dans une crise convulsive avec mouvements cloniques. Les crises épileptiformes se succèdent. Par moment les crises s'espacent, l'animal reste immobile, les pattes en extension, raides, toujours couché sur le côté. La tête est renversée en arrière, les yeux saillants. La respiration est précipitée, devenant stertoreuse, cyanose autour de la bouche et du nez. L'intoxication produit évidemment une paralysie des muscles respiratoires. A notre grande surprise, il ne meurt toutefois pas et, au bout de deux heures, il se relève. Le lendemain matin, il était bien.

Exp. VII. — A un lapin pesant 1 kg. 820, nous injectons 73 centigrammes de novocaïne. Au bout de 6 minutes, il tombe comme le précédent, avec des convulsions cloniques. Ses membres se raidissent, la respiration se précipite, la cyanose autour de la bouche et du nez s'accentue. Et il meurt 28 minutes après le début de la crise, la mort se produisant par arrêt de la respiration, alors que le cœur bat encore.

De ces expériences, il semble donc que la dose minima mortelle est donc bien, comme le disaient Heineke et Lœven, voisine de 73 centigrammes par kilogramme d'animal, bien que nous ayons vu un animal revenir d'une intoxication obtenue avec 75 centigrammes.

Si Biberfeld avait donné une dose plus faible comme dose mortelle, c'est qu'il expérimentait sur le cobaye qui paraît un peu plus sensible, et où la dose mortelle paraît être voisine de 40 à 50 centigrammes par kilogramme.

Nous avons pu en effet injecter à un cobaye 45 centigrammes de novocaïne qui ont déterminé des phénomènes toxiques graves, pareils à ceux que nous avons relevés chez le lapin : convulsions, opisthotonos, paralysies. — Mais le cobaye au bout de deux heures et demie revint de cette crise et ne mourut pas.

Mais ce qui est plus intéressant à connaître plutôt que la dose mortelle est la dose où débutent les premiers accidents d'intoxication.

Or, si sur un lapin nous avons pu injecter 30 centigrammes par kilogramme sans avoir aucun trouble, par contre Heineke et Lœwen avec 25 centigrammes ont vu une légère intoxication se produire avec convulsions de peu de durée, il est vrai. La dose où débutent les accidents d'intoxication serait donc aux environs de 30 centigrammes par kilogramme d'animal.

Or, si nous nous rapportons aux doses fixées pour la toxicité des autres anesthésiques, nous voyons que, pour la cocaïne les accidents, les phénomènes d'intoxication commencent à se manifester à la dose de 0,05 centigrammes par kilogramme d'animal, comme je l'avais établi dans un travail précédent paru dans ce journal sur la nirvanine.

La dose pour la stovaïne est de 8 à 10 centigrammes par kilogramme. A 12 centigrammes, comme nous l'avons vu, l'intoxication est déjà sérieuse, beaucoup plus sérieuse que celle que donnent 40 centigrammes par kilogramme de novocaïne.

Avec la nirvanine nous avions établi que la dose minima capable de provoquer des accidents était de 15 à 20 centigrammes par kilogramme d'animal.

Nous voyons donc que la toxicité de la novocaïne est incontestablement une des moindres qu'on puisse trouver ; et on peut dire, d'après ces chiffres relativement énormes, que nous donnons 30 centigrammes par kilogramme d'animal, que la novocaïne, aux doses qu'on peut être appelé à employer sur l'homme, n'est vraiment pas toxique.

Mais cette toxicité sera encore diminuée par l'adjonction de la suprarénine, c'est ce que les expériences de Heineke et Lœwen ont nettement établi.

Si, avec 75 centigrammes par kilogramme d'animal de novocaïne non additionnée de suprarénine, la mort arrive après dix-neuf minutes, et si on ajoute de la suprarénine avec la même dose, les phénomènes d'intoxication apparaissent trois minutes plus tard, et la mort n'arrive qu'après trente-quatre minutes.

Avec 73 centigrammes de novocaïne non additionnée de suprarénine, la mort se produit après vingt et une minutes.

Avec la même dose additionnée de suprarénine, l'animal revient de l'intoxication.

Avec 60 centigrammes par kilogramme non additionnés de suprarénine, après 5 minutes convulsions et paralysie, l'animal revient de l'intoxication au bout de 2 heures 7.

Avec 60 centigrammes additionnés de suprarénine, après trente-huit minutes seulement l'animal revient de l'intoxication et celle-ci a été plus légère, et la paralysie a duré moins longtemps.

Nous-mêmes nous avons vu qu'un lapin injecté avec 75 centigrammes par kilogramme de novocaïne additionnée de suprarénine a résisté, lorsque avec 73 centigrammes de novocaïne seule un autre lapin mourait.

La suprarénine semble donc retarder les phénomènes d'intoxication et diminuer légèrement la toxicité de la novocaïne à laquelle on l'ajoute.

ACTION SUR LE CŒUR.

Tandis que la cocaïne agit sur le cœur et ralentit les mouvements du cœur, la novocaïne semble n'avoir aucune action sur cet organe et paraît tuer surtout par arrêt de la respiration, ainsi que le prouvent les battements du cœur persistant, la respiration s'étant arrêtée.

Les tracés que nous avons pris sur des cœurs de grenouilles, dans les sacs lymphatiques desquelles nous avions injecté des doses relativement considérables de novocaïne, qui avaient déterminé des convulsions, puis de la paralysie des pattes, semblent le démontrer.

Nous les publions ci-dessous :

Premier tracé. — A une grenouille nous injectons dans le sac lymphatique 10 centigrammes de novocaïne. On peut voir sur ce tracé qu'aucune modification ne se produisit.

Début du tracé du cœur.

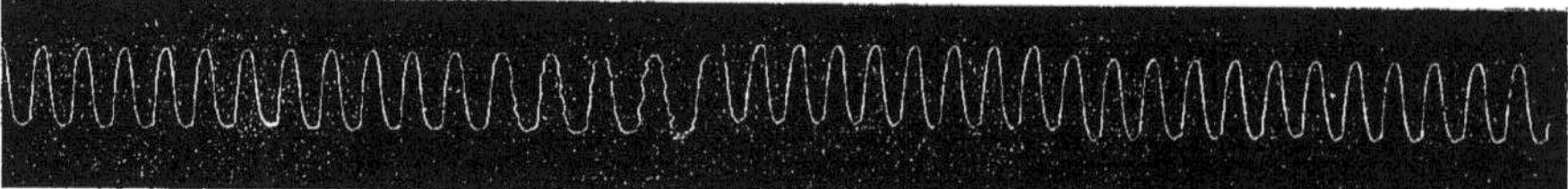

Au bout de 5 minutes.

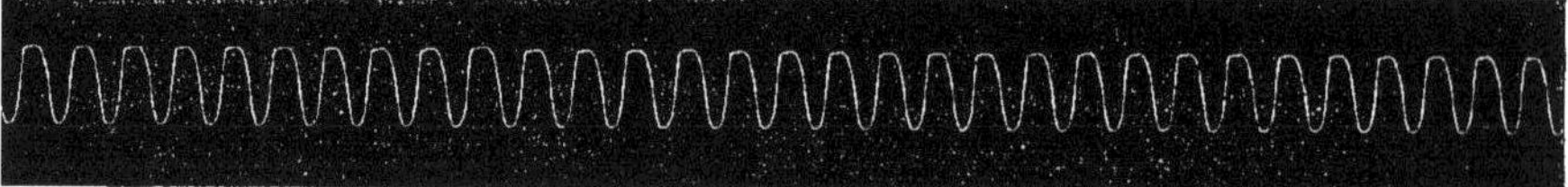

Au bout de 10 minutes.

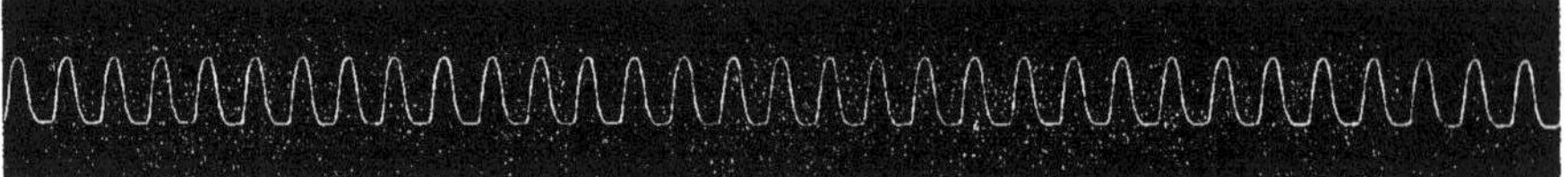

Tracé pris pendant 14 minutes après injection de novocaïne.

A une seconde grenouille nous injectons 15 centigrammes de novocaïne : l'animal est complètement paralysé. Nous mettons le cœur à nu. Il est pris entre les cuillers du cardiographe Marey ; là encore nous n'avons aucune modification. On peut comparer ce tracé avec celui d'une grenouille dont nous avions mis le cœur à nu sans avoir fait d'injection.

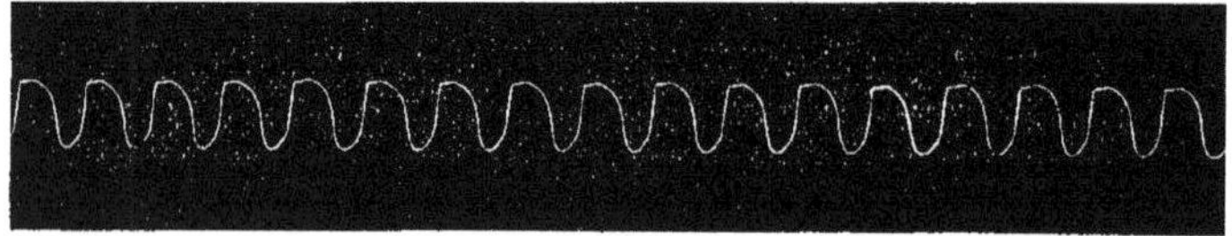

Avec injection de novocaïne.

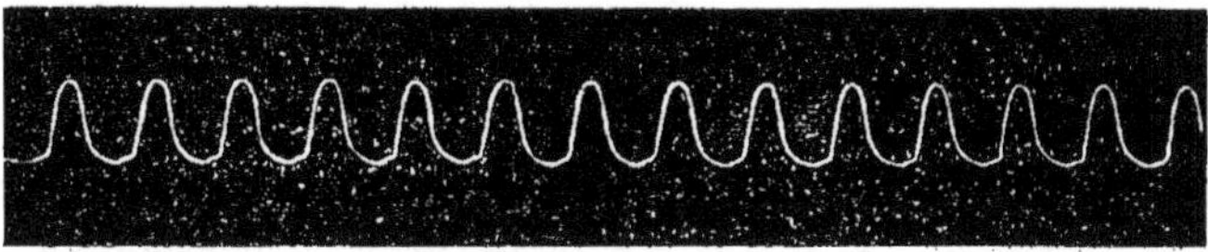

Normal.

Depuis cinq mois nous nous servons pour toutes nos petites opérations de novocaïne.

Nous avons opéré des ganglions tuberculeux, des kystes sébacés du cuir chevelu, des lipomes, des hydrocèles, des tumeurs érectiles, des fissures rectales, des adénomes du sein, des hernies, des corps étrangers dans la main. Le nombre de nos interventions s'élève à l'heure actuelle à 32.

Nous avons utilisé les solutions préconisées par Braun.

SOLUTION I. — Novocaïne	0,10	centigrammes
sérum physiologique	5	grammes
solution d'adrénaline (1 : 1000)	X	gouttes
SOLUTION 2. — Novocaïne	0,10	centigrammes
sérum physiologique	10	grammes
solution d'adrénaline (1 : 1000)	X	gouttes
SOLUTION 3. — Novocaïne	0,25	centigrammes
sérum physiologique	50	grammes
solution d'adrenaline (1 : 1000)	V	gouttes
SOLUTION 4. — Novocaïne	0,25	centigrammes
sérum physiologique	100	grammes
solution d'adrénaline (1 : 100)	V	gouttes
SOLUTION 5. — Novocaïne	0,10	centigrammes
eau bouillie	5	grammes
SOLUTION 6. — Novocaïne	0,05	centigrammes
eau bouillie	5	grammes.

Comme l'avait constaté Duhot, nous avons trouvé avec ces solutions un pouvoir anesthésique, aussi fort qu'avec la cocaïne à dose semblable.

Les solutions 3 et 4 nous ont paru cependant un peu faibles. Il faut dans ce cas injecter une dizaine de centimètres cubes pour obtenir une anesthésie suffisante : avec la cocaïne, avec des doses aussi faibles, on serait obligé également de doubler les doses.

La solution 5 ne peut être employée si ce n'est pour l'anesthésie régionale à laquelle nous avons peu recours en France, où nous suivons surtout la pratique de Reclus, l'anesthésie par injections intradermiques, auxquelles on ajoute deux ou trois injections profondes sous la tumeur qu'on doit enlever, de façon à anesthésier les parties profondes.

Dans ce cas il est préférable de se servir de la solution 1 ou 2, qui correspondent aux doses de la cocaïne.

Or, avec ces solutions nous avons pu enlever, sans que le malade parût souffrir, un ganglion suppuré du bras, un lipome de l'épaule, pour lesquels nous avions injecté : pour le premier 8 centigrammes de novocaïne d'une solution à 1 p. 100 et pour l'autre 6 centigrammes.

Le plus que nous ayons injecté a été 15 centigrammes pour une hernie inguinale chez un jeune homme très nerveux ; l'opération dura quinze minutes et nous fûmes étonnés de la durée de l'anesthésie, car nous pûmes finir les points de suture, l'anesthésie persistant.

Dans l'ablation d'un adénome nous avons utilisé 12 centigrammes chez une femme nerveuse qui n'en ressentit aucun malaise et chez laquelle l'anesthésie fut complète. Elle éprouva à peine un peu de douleur au moment de mettre les dernières sutures de la peau. On peut d'ailleurs, comme nous le verrons plus loin, doubler la dose et aller sans danger sur l'homme jusqu'à 30, 40 centigrammes.

Pour assurer d'ailleurs l'anesthésie, nous conseillons de laisser, entre l'injection et le moment où on opère, s'écouler cinq ou six minutes, et ne pas commencer de suite comme on a trop l'habitude de le faire.

Bien qu'il soit difficile de pouvoir s'en rendre compte d'une façon absolue, il nous a semblé, comme il avait d'ailleurs semblé à M. Blondel (*Société de Thérapeutique*, 1905), que l'action de cet anesthésique était un peu plus durable que celle de la cocaïne. Il nous est arrivé souvent de pouvoir finir notre opération sans que les malades sentissent les points de suture. Toutefois, c'était surtout avec les solutions additionnées d'adrénaline.

Cette addition nous a paru augmenter de beaucoup la puissance anesthésique. Lorsque nous nous sommes servis de la novocaïne, sans adrénaline, nos malades nous ont paru, il s'agissait dans un cas d'une pointe de hernie inguinale, et dans un autre cas d'Alexander, avoir eu surtout pour le premier une anesthésie moins parfaite. L'incision de la peau n'avait pas été douloureuse, mais l'anesthésie des parties profondes avait laissé à désirer, le malade s'était plaint à un moment et nous avions été obligé à plusieurs reprises d'inonder la plaie de la solution de novocaïne.

Mais avec la cocaïne, n'arrive-t-il pas souvent pareille déception, si la quantité de l'anesthésique n'est pas suffisante, si l'opération a été trop longue, trop profonde, et surtout si on a affaire à des sujets très nerveux ?

Dans un cas de panaris de l'index nous avons fait l'anesthésie régionale par la ligature à la base du doigt et l'injection d'une solution à 1 p. 100 au voisinage des 2 troncs nerveux. La malade ne parut pas souffrir quand je fendis la pulpe de son doigt.

De l'ensemble de ces cas il m'a paru résulter que la novocaïne additionnée d'adrénaline paraît avoir une puissance anesthésique presque égale à la cocaïne, et qu'on dépasse en doublant les doses, ce qu'on peut faire sans crainte, étant donnée la faible toxicité du produit, qui serait, d'après Duhot, pour l'homme, au-dessus de 50 centigrammes.

Toutefois la novocaïne ne peut être considérée comme un succédané complet de la cocaïne.

Appliquée en effet sur les muqueuses, sur la muqueuse linguale, la muqueuse buccale, elle anesthésie moins que la cocaïne, et nous verrons que, pour la muqueuse oculaire, les ophtalmologistes ont fait les mêmes remarques.

J'ai pu cependant, avec une solution à 2 p. 100, anesthésier suffisamment un col vésical pour diminuer la douleur des instillations à une solution à 1/50 de nitrate d'argent.

Nous pouvons donc conclure avec Duhot que la novocaïne est l'anesthésique qui se rapproche le plus de la cocaïne, comme action anesthésique, mais qui la dépasse par son peu de toxicité et par sa stérilisation plus facile.

Mes recherches semblent donc confirmer celles qui ont paru avant moi, en Allemagne, et que je citerai ici, comme corollaire, car elles donnent en plus de ce que j'ai dit, des détails sur l'action de la novocaïne, employée soit pour l'anesthésie rachidienne, soit dans les différentes spécialités.

RACHI-ANESTHÉSIE.

Pour la *rachi-anesthésie*, dont je n'ai personnellement aucune expérience et que je ne veux pas expérimenter, considérant ce mode d'anesthésie comme dangereux à cause des accidents immédiats, et surtout des accidents consécutifs à longue distance qu'il provoque, je me réfère aux auteurs qui l'ont expérimentée.

Ainsi, *Hermès* (1), assistant du professeur Sonnenburg à l'hôpital Moabite de Berlin, dans un travail paru dans la *Médicinische Klinik*, 1906, n° 13, présente 367 observations de rachi-anesthésie, dont 205 avec la stovaïne, et 162 avec la novocaïne.

Il en donne le tableau suivant, tout en faveur de la novocaïne :

	Cas	Suc. compl.	An. part.	An. nulle.
Stovaïne	205	87,3	0	12,7.
Novocaïne	162	92,6	5,5	1,9.

Sur les neuf cas d'anesthésie imparfaite avec la novocaïne, l'auteur dit : « On enregistra quelques cas avec anesthésie unilatérale ; nous croyons ne pas devoir nous tromper en attribuant cela à des erreurs de technique. »

Avec la *stovaïne*, l'anesthésie fut toujours accompagnée de paralysie plus ou moins durable de l'extrémité supérieure ; l'action de la *novocaïne* fut seulement marquée par une légère parésie musculaire.

Aussi le D\u02b3 Hermès a-t-il abandonné la stovaïne pour la novocaïne, et il conclut en disant que, jusqu'ici, la novocaïne représente, pour la rachi-anesthésie, le procédé certainement le moins dangereux.

Heineke et *Loewen* se sont également servi de la novocaïne pour l'anesthésie médullaire.

---

(1) *Medicinische Klinik*, 1906, n° 13.

Dans 29 cas ils ont employé des doses assez fortes de novocaïne, puisqu'elles étaient de 10 et finalement de 15 p. 100.

Ils ont injecté de 10 à 15 centigrammes de novocaïne dans le canal rachidien, en ayant le soin d'aspirer un peu de liquide cérébro-spinal dans la seringue.

Ils n'ont observé aucun des phénomènes généraux menaçants. Dans deux cas seulement de laparotomie, ils furent frappés de la petitesse du pouls et de la pâleur de la face.

S'ils ont vu certains effets secondaires, tels que mal de cœur et vomissement, ils ont soin d'ajouter que toutes leurs observations ont été faites dans des cas de laparotomies, où il est difficile de décider si les effets secondaires doivent être portés au compte de l'anesthésie ou à celui de l'opération.

Mais jamais ils n'ont constaté les effets tardifs d'une longue durée, tels que maux de tête, dont les malades se plaignent fréquemment après la *stovaïne*.

Ce qui leur paraît un grand avantage de la novocaïne sur la stovaïne.

Il leur a semblé, cependant, que la durée de l'anesthésie était un peu plus courte.

Opitz (*Münchener med. Woch.*, 1906) a employé la novocaïne dans 25 cas d'anesthésie médullaire pour des opérations gynécologiques.

Il s'est servi d'une solution à 5 p. 100 dont il a injecté 3 cc. ; c'est-à-dire 15 centigrammes de novocaïne, comme Hermès.

Il conclut, de ces 25 observations, que la novocaïne produit toujours une anesthésie suffisante pour les grandes interventions.

Il ne se plaint pas comme les auteurs précédents de la moindre durée de la novocaïne ; au contraire, il fait remarquer que l'anesthésie a duré, dans ces cas, entre 40 minutes et plusieurs heures.

En dehors de quelques légers troubles comme le ralentissement du pouls et la pâleur, il ne cite aucun accident.

Sonnenburg (*Lenthold Gedenkschrift*, II B^d) a pratiqué aussi l'anesthésie médullaire avec la novocaïne.

Sa dose ordinaire pour obtenir l'anesthésie médullaire s'étendant jusqu'aux côtes est de 12 à 15 centigrammes.

On voit que tous les auteurs sont à peu près d'accord sur les doses.

Il ajoute l'adrénaline à la novocaïne, afin de diminuer les phénomènes convulsifs.

L'anesthésie, dit-il, arrive ordinairement au bout de trois à cinq minutes. Sa durée est de une à deux heures, quelquefois au-dessous, d'autres fois dépassant de beaucoup la moyenne.

Pendant les interventions abdominales, il notait quelquefois de légers phénomènes lipothymiques, fugaces, sans pouvoir s'assurer s'ils étaient provoqués par la novocaïne.

Il y eut quelques phénomènes consécutifs, tels que maux de tête, rachialgie ; mais ils disparaissaient en peu de temps.

En somme, sans se prononcer d'une façon absolue, comme Hermès, Sonnenburg dit qu'après avoir employé indifféremment la stovaïne et la novocaïne, il a pu constater que celle-ci donnait exactement les mêmes résultats que celle-là.

Urologie.

En *urologie*, les témoignages en faveur de la novocaïne sont encore nombreux.

Ainsi, *Robert Lucke (Monatschrift für derm. Krank. und sexuelle Hygiene*, 1906, Heft 3) s'en déclare très satisfait, et il donne la technique et les doses qui lui ont réussi.

A l'aide d'une seringue de Guyon, si l'on injecte goutte à goutte 3 cc. d'une solution de 1 p. 100 avec VI à X gouttes de suprarénine, on obtiendrait d'après lui l'insensibilité de l'urètre et du canal postérieur.

Il a insensibilisé la vessie en introduisant d'abord 1 cc. de solution de suprarénine au millième avec 100 cc. d'eau; puis en ajoutant huit minutes après 5 cc. d'une solution de novocaïne à 10 p. 100.

Au bout de quinze minutes, l'anesthésie était obtenue.

L'auteur considère la novocaïne comme un anesthésique tout indiqué dans la pratique urologique.

« Ce qui en fait, dit-il, un anesthésique idéal, *c'est qu'elle est exempte de pouvoir irritant*, et que l'adjonction d'une minime quantité de suprarénine augmente la durée de l'anesthésie au delà des besoins de la pratique. »

Nous avons nous-même essayé les solutions indiquées par Robert Lucke; et nous avons pu, en effet, obtenir l'anesthésie urétrale dans un cas de spasme de l'urètre, qu'on avait pris pour un rétrécissement.

Après avoir injecté 10 centigrammes de novocaïne dans l'urètre, nous pûmes poser une sonde n° 16, aisément.

En urologie encore, *Freemann (Dermatologisches Centralblatt*, Neunter Jahrg., n° 8), emploie la novocaïne combinée avec l'*albargine.*

Il a essayé cette combinaison dans 45 cas d'urétrite aiguë.

« C'est, dit-il, la faible toxicité de la novocaïne qui lui a permis de généraliser cette méthode, car avec la cocaïne les craintes d'intoxication arrêtent le praticien. »

Il a constaté que la novocaïne était admirablement tolérée, et qu'elle n'a jamais provoqué de phénomènes irritants.

Duhot, chef de service d'urologie et de dermo-syphilographie à la polyclinique centrale de Bruxelles, déclare dans son travail (*Ann. de la policlin. de Bruxelles*, octobre 1904), qu'il a remplacé la cocaïne par la novocaïne dans la pratique des voies urinaires.

Avec des solutions de 1 et 2 p. 100 additionnées d'une faible quantité de suprarénine, dose : 4 cc., il a obtenu l'anesthésie complète.

Il considère la novocaïne comme le corps qui se rapproche le plus de la cocaïne comme puissance anesthésique, et il constate que, additionnée d'une faible quantité de suprarénine, sa puissance augmente au point d'égaler celle de la cocaïne.

Il constate également sa supériorité sur l'alypine et sur la stovaïne qui, d'après son observation, sont vaso-dilatatrices et dont l'*injection est douloureuse*.

Enfin la novocaïne a une toxicité beaucoup moindre, elle n'est pas altérée par la chaleur et peut être facilement stérilisée.

ODONTOLOGIE.

Si nous passons à l'*anesthésie dentaire*, nous trouvons là, également, des témoignages unanimes de satisfaction.

Cieszynski (*Deutsche Monats. für Zahnheilkunde*, avril 1906), pour 25 extractions, s'est servi d'une solution isotonique de 1 p. 100. Il a employé cette même solution à 2 p. 100 pour 638 extractions. On ajoutait II à III gouttes de suprarénine pour 1 cc. La dose injectée était de un demi à 1 cc., par dent.

Il préconisa la solution de 2 p. 100 qui lui paraît la plus indiquée.

Il a obtenu ainsi l'anesthésie absolue dans les cas même les plus difficiles.

L'hémorragie était modérée, jamais de douleurs consécutives.

Quant à quelques indispositions légères survenues dans sept cas, l'auteur ne peut pas les attribuer sûrement à la novocaïne, parce que de pareils phénomènes sont souvent observés sans emploi d'anesthésique.

Il conclut à la supériorité de la novocaïne. Elle est sept fois moins toxique que la cocaïne et trois fois et demie moins que l'alypine. Elle est stérilisable par l'ébullition.

Enfin, considération secondaire et commerciale que personne n'avait songé à envisager, mais qui a en définitive un côté agréable : « Elle est, dit-il, notablement meilleur marché que la cocaïne ! »

Le Dr *Euler*, dans sa communication à la Société odontologique de Heidelberg, du 9 avril 1906 (1), — présente trois cents interventions avec la novocaïne sans aucun phénomène d'intoxication, ni même de phénomènes désagréables tardifs.

Il apprécie la grande supériorité de la novocaïne et sa faible toxicité relativement à la cocaïne, avec une propriété anesthésique presque égale.

Guido Fischer (*Deutsch. Monats. für Zahnheilkunde*, juin 1906) a employé la novocaïne en odontologie pendant huit mois. Il n'a jamais regretté de l'avoir substituée à la cocaïne.

Avec une solution de 1 p. 100, il a pu procéder à toutes les interventions de l'art dentaire.

Il exprime l'opinion que la novocaïne remplit le mieux les conditions formulées par Braun, auxquelles doit répondre le meilleur anesthésique local.

Elle est six fois moins toxique que la cocaïne ; elle n'est pas irritante ; elle est très soluble dans l'eau ; elle se combine avec la substance surrénale sans influencer l'action de cette dernière ; elle possède une grande force de pénétration pour les muqueuses.

Et cet auteur conclut que la novocaïne, combinée avec la substance surrénale, est le meilleur anesthésique local dans l'art dentaire.

OPHTALMOLOGIE.

J'aurai enfin fini cette étude en parlant des essais qui ont été faits de la novocaïne en ophtalmologie.

---

(1) *Deutsch. Monats. für Zahnheilkunde*, juin 1906.

Ici nous entendons les premières critiques. Et si, en injections sous-cutanées, la novocaïne semble pouvoir remplacer la cocaïne, pour l'anesthésie en surface des muqueuses il n'en sera pas de même. La cocaïne conserve sa supériorité incontestable sur tous les autres anesthésiques qu'on a voulu lui opposer, y compris la novocaïne.

C'est ainsi que Gelb (*Archiv. für Augenheilkunde*, Bd. L, Heft. 1,2 mai 1906), tout en trouvant que les solutions à 2 p. 100 produisent une légère anesthésie, cependant ne la trouve pas suffisante pour l'extraction des corps étrangers, et nous dit qu'on doit avoir recours à des solutions à 10 p. 100. C'est la même conclusion à laquelle arrivent MM. Scrini et Chevalier (*Bull. de la Société de Thérapeutique*, 1906).

Pour eux il faut employer des solutions à 5 p. 100 pour obtenir, en laissant tomber II à III gouttes dans l'œil, une anesthésie légère superficielle de 5 à 6 minutes.

Cette anesthésie se prolongerait davantage sans toutefois gagner en intensité, quand on élève le titre de la solution à 10 p. 100. Avec une solution à 2 p. 100, la sensibilité de la conjonctive bulbaire et de la cornée ne paraîtrait pas beaucoup influencée. Enfin, la novocaïne n'exercerait aucune action sur la pupille, l'accommodation et la tension intra-oculaire de l'œil.

Le seul avantage que les auteurs concéderaient à la novocaïne, c'est que, même concentrée et en poudre, elle n'irriterait pas les tissus.

Comme on le voit, ces résultats ne concordent qu'en partie avec ceux de Gelb, que nous avons cité plus haut.

Toutefois, de ces faits, fournis par l'expérimentation sur l'œil, il faudrait conclure que, quand il s'agit de l'anesthésie en surface des muqueuses par absorption d'une solution déposée, la novocaïne semble devoir être employée à doses plus élevées que la cocaïne, ce qui indique que sa puissance anesthésique est, en réalité, un peu moindre, tout en étant peu éloignée.

C'était, d'ailleurs, aux mêmes conclusions que Braun et Heinz, ainsi que Heineke et Lœwen arrivaient, lorsqu'ils constataient que, pour anesthésier les extrémités nerveuses, une solution de novocaïne à cinq centigrammes pour 100 centimètres cubes d'eau distillée était insuffisante et ne donnait qu'une toute petite diminution de la sensibilité, lorsque avec une solution dans les mêmes conditions de cocaïne, on obtenait une anesthésie de deux minutes.

Mais ce sont là, disons-le de suite, des faits d'analyse très minutieuse. Car les mêmes auteurs nous disent que avec une solution de 1 p. 100 de novocaïne, ils obtiennent l'anesthésie des bouts de nerfs situés à proximité de l'endroit où on a fait l'injection.

Et plus loin, ils nous montrent que, dans l'anesthésie conductrice, dans l'anesthésie régionale on obtient, avec des solutions à 1 p. 100, ou des solutions de novocaïne additionnées de suprarénine, solutions à 0,50 p. 100, l'anesthésie.

Lœwen nous cite, entre autres, cette observation :

Injections autour de la base de la phalange du medius gauche de 2 centimètres cubes d'une solution de novocaïne à 0,50 p. 100, additionnée par centimètre cube d'une goutte d'adrénaline à 1 p. 1000. L'anesthésie se répand vers le bout du doigt. Après dix-neuf minutes, le doigt entier est anesthésié. La durée de l'anesthésie du doigt est de deux heures 19 minutes.

Nous-mêmes nous avons pour l'ablation d'un ongle obtenu, en procédant de même et en employant les mêmes doses, une anesthésie complète et qui a duré pendant près d'une demi-heure.

Conclusions.

De tous ces faits, de nos expériences personnelles et de l'exposé des recherches de tous les auteurs que nons avons cités, nous pouvons donc conclure que la novocaïne est évidemment un anesthésique qui mérite, à tous égards, pour l'anesthésie locale, d'être expérimenté par nos collègues.

D'une puissance anesthésique un peu moindre que la cocaïne, la novocaïne paraît cependant devoir lui être préférée, et surtout être préférée à tous les autres anesthésiques succédanés de la cocaïne vantés dans ces derniers temps, la stovaïne, en particulier. Avec des doses relativement faibles, qu'on peut diminuer par l'adjonction de la suprarénine, ou qu'on peut augmenter sans danger, on peut arriver à l'anesthésie absolue avec une sécurité qu'on n'a pas avec la cocaïne et la stovaïne, dont on ne peut augmenter les doses sans appréhension Cette anesthésie semble, d'après nos expériences et celles de M. Blondel, être d'assez longue durée, et, je le répète, elle est obtenue avec le minimum de danger, grâce à la facilité de stérilisation, l'absence de tout phénomène irritatif et à la minime toxicité de l'anesthésique que nous venons d'étudier.

Bibliographie.

Biberfeld. —*Pharmakologisches über Novocain mediz. Klin*, N° 48, 1905.

Opitz. — *Münch. medizinische Wochenschrift*, N° 18, 1906.

Edouard Sonnenburg. — *Lenthold Gedenkschrift*, II B^d.

O. Hermes. — *Aus der medizinischen Klinik*, 1906, N° 13. Berlin.

Fritz-Liebl. — *Aus der münch. medizinischen Wochenschrift*, N° 5, 1906.

Julius Misch. — *Aus der G. Oesterr-ungar. Viertel Jahrschrift für Zahnheilkunde*, Juli, 1906.

Rud. Hang. — *Aus dem Archiv für Ohrenheilkunde*, Band LXIX.

Braun. — *Deutsche med. Wochenschrift*, N° 42, 1905.

Heineke und Loewen. — *Deutsch. Zeitschrift f. Chir.*, B^d LXXX, p. 180, 1905.

Sachse. — *Deutsche zahnärztl. Wochenschrift*, N° 45, 1905.

Schmidt. — *Münch. med. Wochenschrift*, N° 46, 1905. Dresden.

Danielsen. — *Münch. med. Wochenschrift*, N° 46, 1905.

Euler. — *Deutsche zahnärtliche Wochenschrift*, N° 20, April 1906. Heidelberg.

Gebb. — *Archiv. für Augenheilkunde*, B^d LV, Heft 1, 2 mai 1906.

Theodor Mayer. — *Dermatologische Zeitschrift*. B^d XIII, N° 43.

Blondel. -- *Revue de Thérapeutique médico-chirurgicale*, 23 déc. 1906.

Bardet. — *Revue de Thérapeutique médico-chirurgicale*, 23 déc. 1906.

H. Freeman. — *Dermatologisches Centralblatt*, Neunter Jahrgang. N° S.

Robert Lucke. — *Monatsschrift für derm. Krankheiten und sexuelle Hygiene*, 1906, Heft 3.

Cieszynski. — *Deutsche Monatsschrift für Zahnheilkunde*, 1906, April Heft.

Guido-Fischer. — *Deutsche Monatsschrift für Zahnheilkunde*, 1906, Juni Heft.

Dr Duhot. — *Ann. de la Policl. cent. de Bruxelles*, oct. 1905.

Chevalier et Scrini. — *Bull. de la Société de Thérapeutique*, 10, 11 et 24 octobre, n° 15, 1906.

Klein. —*Bulletin de Thérapeutique*, 30 juillet 1906.

PARIS. — IMPRIMERIE LEVÉ, RUE CASSETTE, 17.